DIX ANS DE PUÉRICULTURE DANS UNE PETITE VILLE INDUSTRIELLE

LILLEBONNE

I

LA MORTALITÉ INFANTILE

A LILLEBONNE

SES CAUSES — RECHERCHES STATISTIQUES

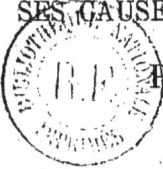

Par M. le Docteur OTT

Médecin de la Crèche

*Mémoire honoré d'une médaille d'argent par l'Académie de Médecine
(1905) et d'une mention honorable de l'Académie des Sciences (Prix
Monthyon — 1905)*

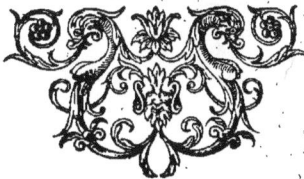

ROUEN

IMPRIMERIE E. CAGNIARD (Léon GY, Succr)

Rues Jeanne-Darc, 88, et des Basnage, 5

—

1907

DIX ANS DE PUÉRICULTURE DANS UNE PETITE VILLE INDUSTRIELLE

LILLEBONNE

I

LA MORTALITÉ INFANTILE

A LILLEBONNE

SES CAUSES — RECHERCHES STATISTIQUES

Par M. le Docteur OTT

Médecin de la Crèche

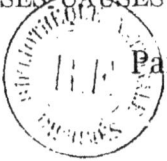

Mémoire honoré d'une médaille d'argent par l'Académie de Médecine (1905) et d'une mention honorable de l'Académie des Sciences (Prix Monthyon — 1905)

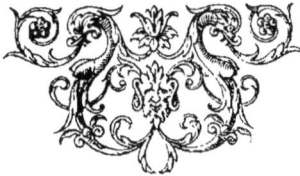

ROUEN

IMPRIMERIE E. CAGNIARD (Léon Gy, Succr)

Rues Jeanne-Darc, 88, et des Basnage, 5

—

1907

LA MORTALITÉ INFANTILE

A LILLEBONNE

SES CAUSES — RECHERCHES STATISTIQUES

A Lillebonne, petite ville industrielle de 6,403 habitants, on fait beaucoup d'enfants : le tableau ci-dessous le prouve :

Tableau I. — Naissances vivantes.

ANNÉES —	POPULATION LÉGALE d'après les DIVERS RECENSEMENTS			NOMBRE de NAISSANCES vivantes —	PROPORTION pour 1.000 HABITANTS —
1890	6.789 (Recens. de 1886)			250	36.74
1891	6.500	—	1891	238	36.60
1892	6.500	—	—	222	34.15
1893	6.500	—	—	224	34.46
1894	6.500	—	—	233	35.90
1895	6.500	—	—	205	31.55
1896	6.450	—	1896	229	35.50
1897	6.450	—	—	221	34.26
1898	6.450	—	—	188	29.14
1899	6.450	—	—	203	31.47
1900	6.450	--	—	176	27.28
1901	6.403	—	1901	170	26.55
1902	6.403	—	—	194	30.29
1903	6.403	—	—	178	27.79

Le dépouillement de ce tableau se rapportant à la période 1890-1903 nous donne une proportion moyenne de 32,26 naissances pour 1,000 habitants.

Mais si à Lillebonne on fait beaucoup d'enfants, on les fait mal et on les élève mal. Aussi le déchet qui se produit pendant les deux premières années est-il considérable. Le tableau II ci-dessous en donne les chiffres :

Tableau II. — Décès de 0-2 ans.

ANNÉES —	POPULATION LÉGALE d'après les DIVERS RECENSEMENTS	NOMBRE de DÉCÈS de 0 à 3 ans	PROPORTION pour 1.000 HABITANTS
1890	6.789	87	12.81
1891	6.500	93	14.30
1892	6.500	89	13.69
1893	6.500	95	14.61
1894	6.500	76	11.69
1895	6.500	83	12.76
1896	6.450	69	10.60
1897	6.450	74	11.47
1898	6.450	66	10.23
1899	6.450	90	13.95
1900	6.450	76	11.78
1901	6.403	68	10.62
1902	6.403	53	8.27
1903	6.403	52	8.05

La proportion moyenne annuelle de la mortalité des enfants de 0 à 2 ans est donc de 11,77 pour 1,000 habitants.

Dans le tableau suivant sont envisagés les décès de
0 à 2 ans rapportés au nombre total des décès et la proportion de ces mêmes décès de 0 à 2 ans rapportés à
1,000 décès généraux.

**Tableau III. — Rapport des décès de 0-2 ans aux
décès généraux. — Proportion des décès de 0-2 ans sur
1,000 décès généraux.**

ANNÉES —	NOMBRE DES		Sur 1.000 décès généraux combien de décès de 0-2 ans
	DÉCÈS généraux	DÉCÈS de 0-2 ans	
1890	182	87	478.02
1891	218	93	426.60
1892	216	89	412.03
1893	215	95	394.92
1894	179	76	407.82
1895	200	83	415.00
1896	176	69	380.67
1897	170	74	435.29
1898	153	66	379.08
1899	217	90	322.58
1900	189	76	407.40
1901	182	68	318.73
1902	175	53	302.86
1903	156	52	333.33

Ainsi sur 1,000 décès généraux on note en moyenne
tous les ans 387,50 décès d'enfants de 0 à 2 ans.

Cette proportion élevée des décès des enfants ressort
encore bien plus nettement de la lecture du tableau IV

où le nombre des décès des enfants de moins de un an se trouve rapporté à celui des naissances.

Tableau IV. — Rapport des décès de la première année et des naissances.

ANNÉES —	NOMBRE DES		NOMBRE D'ENFANTS mourant à Lillebonne au cours de la première année pour 1.000 naissances vivantes —
	NAISSANCES —	DÉCÈS de 0-1 an —	
1890	250	74	300
1891	238	67	281
1892	222	73	328
1893	224	81	361
1894	233	61	285
1895	205	68	331
1896	229	50	218
1897	221	71	323
1898	188	56	297
1899	203	72	356
1900	176	70	396
1901	170	65	381
1902	194	38	195
1903	178	48	269

En moyenne, sur 1,000 enfants nés vivants, 307 meurent dans le cours de leur première année.

CAUSES DE LA MORTALITÉ INFANTILE A LILLEBONNE

Les causes de la mortalité infantile à Lillebonne se rattachent :

1º Aux tares héréditaires qu'apportent les enfants en naissant ;

2º A la façon en général défectueuse dont ils sont élevés.

A. — *Tares héréditaires*.

Les tares héréditaires des enfants de Lillebonne tiennent à plusieurs causes :

> 1º Tuberculose ;
> 2º Surmenage des mères ;
> 3º Alcoolisme ;
> 4º Syphilis.

I. *Tuberculose*. — La tuberculose pulmonaire est très fréquente à Lillebonne, et bien qu'elle y revête des allures spéciales, très bénignes, elle n'en constitue pas moins une des grandes causes de dépréciation des nouveaux-nés. Que la tuberculose des parents, en effet, soit aiguë ou chronique, du moment que cette tuberculose existe et évolue, les rejetons produits dans ces conditions en subiront fatalement l'imprégnation et quelquefois les effets. Aussi chez les enfants qui dépassent. les premières années de l'existence, les lésions dites scrofuleuses sont monnaie courante : adénites cervicales, sous-maxillaires, conjonctivites chroniques, otètes chroniques, etc., courent les rues au propre et au figuré. Quant aux enfants du premier âge, les lésions de cette sorte abondent. Depuis l'existence de la crèche de Lillebonne, j'ai eu bien des fois l'occasion de constater chez des enfants de quelques mois des lésions manifestement tuberculeuses, soit des poumons, soit des intestins.

De ce chef il n'est pas rare de voir des familles, dont le père et la mère, ou l'un des deux seul, sont tuberculeux, avoir donné naissance à 12, 14 ou 15 enfants et n'en avoir qu'un ou deux de vivants, quand toutefois il y en a de vivants.

Qu'on me permette, dans cet ordre d'idées, de rappeler l'histoire de la famille D.....

La mère, née en 1861, a donc aujourd'hui 43 ans, est ouvrière de fabrique : elle a eu de 2 maris 15 grossesses.

Le premier mari, né en 1867, est mort à l'âge de 35 ans de tuberculose pulmonaire. De ce premier mariage sont nés 8 enfants :

1° Une fille, née en 1883, est morte à 20 mois;
2°   —   —   1884   —   10   —
3°   —   —   1886   —   14 jours;
4° Un garçon, né en 1887, est mort à 13 mois;
5° Une fille, née en 1888, est morte à 16 jours;
6° Un garçon, né en 1889, est mort à 4 mois;
7°   —   —   1890,   —   à 22   —
8°   —   —   1892, est aujourd'hui vivant et bien portant.

La mère n'a pu me donner aucun renseignement précis sur la cause de mort des sept premiers enfants. Quant au dernier, le 8ᵉ actuellement bien portant et sans lésions tuberculeuses, j'ai eu l'impression, en interrogeant la femme, que le vieil adage : « Is pater est quem nuptiæ demonstrant » a toujours sa raison d'être.

Après la mort de son mari, aussitôt le délai légal

écoulé, cette femme se remarie avec un homme né en 1866, que j'ai connu ivrogne et tuberculeux et qui meurt à l'âge de 36 ans. Le mariage est suivi de six grossesses dont une double.

Le 9e enfant de la série, un garçon, né en 1894, est mort à deux mois;

Le 10e enfant, un garçon, né en 1896, est mort à 2 mois 1/2;

Le 11e enfant, une fille, née en 1896, est morte à 3 mois;

Le 12e enfant, fausse couche de 3 mois;

Le 13e enfant, un garçon, né en 1898, est mort à 8 mois.

Tous ces enfants sont nés à l'Hospice général de Rouen et morts à la crèche de cet établissement, c'est-à-dire placés dans de bonnes conditions de culture, si la graine en avait été bonne.

Revenue à Lillebonne, cette femme y accoucha du 14e enfant, un garçon né en 1901, élevé à la crèche de Lillebonne dans les meilleures conditions et mort à 1 an de méningite.

En 1903 cette femme accoucha de son 15e enfant, élevé en nourrice et qui nous arriva à la crèche de Lillebonne à l'âge de 1 an, couvert de scrofulides de la face et du cuir chevelu. Cet enfant est mort dans le courant de 1903.

L'histoire de cette famille n'est pas unique à Lillebonne; malheureusement je pourrais en citer bien d'autres.

Un mot sur la façon dont l'ouvrier de Lillebonne se

tuberculise : il prend la tuberculose à l'atelier ou bien dans sa maison.

A l'atelier, son séjour dans un air continuellement en mouvement, tenant en suspension un nombre illimité de poussières parmi lesquelles se trouvent de nombreux bacilles de Koch (car tout le monde crache par terre), le met à même d'inspirer l'agent de contamination qui profitera de la première occasion propice pour s'installer à demeure et proliférer.

Cette occasion se présente pour ainsi dire à chaque pas, car dans l'atelier où il fait très chaud, l'ouvrier ou l'ouvrière est court-vêtu. Aux heures des repas, au moment des haltes, il sort sans se vêtir, et rhumes et bronchite sont monnaie courante.

Dans la maison qu'il habite, l'ouvrier contracte souvent la tuberculose par les germes qu'y a laissés un précédent locataire. Ces germes sont d'autant plus nombreux que bien des gens du peuple, lorsque étant couchés, ils ont besoin de cracher, se contentent de cracher sur le mur. Je connais bien des maisons sur les murs desquelles les crachats desséchés de plusieurs générations de locataires voisinent et fraternisent.

II. *Surmenage des mères.* — En deuxième lieu, le surmenage auquel sont soumises, ou du moins auquel se soumettent les femmes enceintes, a sa répercussion sur la qualité des enfants qu'elles mettent au monde.

L'influence du repos pendant les derniers mois de la grossesse sur la qualité de l'enfant à venir est un fait actuellement bien établi et au-dessus de toute discussion. Ce fait est si bien établi qu'il comporte des déductions pratiques, mais ces déductions pratiques ne sont appliquées que dans le monde animal. Le cultivateur se garde bien, en effet, de faire travailler sa vache ou sa jument lorsqu'elle est pleine. Il n'en est malheureusement pas de même pour les femmes.

L'existence de l'ouvrière de fabrique enceinte n'a, en effet, rien de bien agréable. A l'usine, de cinq heures et demie du matin à six heures du soir, avec une demi-heure de repos à huit heures et une heure à midi, toujours debout dans ses métiers, ayant souvent 1 ou 2 kilomètres à faire pour rentrer chez elle où, le soir en arrivant, il lui faut encore s'occuper de son intérieur, cette existence, dis-je, est des moins favorable au libre développement de l'enfant qu'elle procrée, et il n'y a rien d'étonnant à ce que la vitalité de ces enfants soit plutôt précaire.

De plus, hantée par le retour à la fabrique, la femme qui vient d'accoucher n'allaite pas son enfant, l'expédie en nourrice le plus rapidement possible, abrège sa convalescence, et dix ou douze mois plus tard, met au monde un nouvel enfant non moins taré et qui remplace le premier, bien souvent déjà mort à cette époque.

III. *Alcoolisme.* — A ces deux causes d'abâtardissement de la race, s'en ajoute encore une troisième qui préoccupe en ce moment et à juste titre tout le monde en France : j'ai nommé l'alcoolisme. Je n'insisterai pas sur les méfaits de l'alcool, aujourd'hui présents à toutes les mémoires, grâce à la propagande inlassable à laquelle se livrent grand nombre d'esprits généreux.

L'alcoolisme chronique sévit à Lillebonne avec une

intensité remarquable. Il y a quelques années j'eus plusieurs fois l'occasion de parler de cette question à un entrepositaire de mes amis qui me cita un certain nombre de familles, où, régulièrement tous les mois, il fournissait un petit fût de 32 ou 40 litres d'eau-de-vie, et ces familles se composent de quatre, cinq ou six membres au plus.

De même, le nombre des cabarets à Lillebonne est considérable. Exactement il y avait, en 1902, 108 cafés et débits à consommer sur place pour 1,715 maisons et 6,903 habitants, soit 1 débit pour environ 15 maisons et 89 habitants.

Mais quoi qu'on en pense et quel que soit l'étonnement du lecteur, ce n'est pas au cabaret que l'ouvrier s'alcoolise le plus. Depuis un certain nombre d'années, en effet, le cabaret se trouve un peu délaissé ; cela ne veut pas dire que l'ouvrier boive moins. Bien au contraire même souvent ; mais il boit chez lui. Bien des ouvriers ont chez eux un petit baril d'eau-de-vie. Ceux dont les moyens sont plus limités se réunissent avec deux ou trois voisins le dimanche ou les jours non ouvrables, et, en jouant aux dominos ou en devisant de choses et d'autres, boivent leur litre d'eau-de-vie, et alors hommes, femmes et enfants, boivent à l'envi et quelquefois à merci.

Et par le mot enfants, je n'entends pas seulement les enfants de 4, 8 ou 12 ans, mais encore les enfants du premier âge.

Qu'un petit enfant de quelques mois se trouve en effet malade, de quelque maladie que ce soit, la diarrhée le plus souvent, immédiatement on lui supprime son lait pour le remplacer par le mélange suivant : une cuillerée à café d'eau-de-vie dans une tasse à café d'eau sucrée, mélange absorbé bien souvent toutes les heures. En représentant par 4 grammes d'eau-de-vie le contenu de chaque cuillerée à café, on voit que souvent des enfants de quelques mois arrivent à absorber de 80 à 90 grammes d'eau-de-vie par jour. Je laisse à penser au lecteur l'effet que ces doses d'alcool peuvent produire sur des estomacs d'enfants en bas âge. Au bout de huit à dix jours de ce régime, à la maladie initiale, bien souvent bénigne, se sont substitués des signes de véritable gastrite alcoolique, et assez souvent, consulté à cette époque, il m'a suffi de faire supprimer par les nourrices ou les parents, quand toutefois ces derniers le voulaient bien, l'usage de l'alcool et lui substituer le lait pour voir les phénomènes morbides disparaître et l'enfant revenir à la santé.

Bien plus souvent, l'enfant se trouvant en bonne santé, les parents s'amusent à lui faire absorber une quantité notable de café mélangé d'eau-de-vie ou même d'eau-de-vie pure. Et il sont quelquefois fiers de leur progéniture quand ils les voient boire du café (lisez eau-de-vie) « comme leur père ».

C'est ainsi qu'à la crèche de Lillebonne, nous redoutons les lendemains de fête et surtout les lendemains de double fête, c'est-à-dire lorsque deux jours de fête se suivent. Presque tous les enfants sont indisposés, ont de la diarrhée ou des vomissements, ces derniers souvent nettement alcoolisés. Nous y sommes tellement habitués que nous n'y attachons plus grande importance et que cela nous semble pour ainsi dire dans l'ordre des choses.

Je me souviens d'un enfant de la crèche de Lillebonne que j'ai vu atteint d'une véritable gastrite alcoolique. Tous les lundis, tous les lendemains de fête cet enfant nous arrivait, vomissant de l'alcool à pleine bouche et empestant la salle de cette odeur spéciale de vomiturition d'ivrogne. Cette intolérance stomacale durait plusieurs jours ; pendant les deux ou trois derniers jours de chaque semaine seulement cet enfant recommençait à digérer son lait. A trois reprises différentes les parents vinrent me chercher en toute hâte et chaque fois il présenta des convulsions graves par alcoolisme aigu.

Cet enfant vit actuellement et est âgé de cinq ans. Je me suis souvent demandé par quel hazard. Sa résistance physiologique a dû être énorme pour résister à cet empoisonnement chronique par l'alcool entrecoupé de nombreuses phases aiguës. Je suis curieux de voir ce que l'avenir lui réserve.

A titre de document relativement à cette question d'alcoolisme, j'ai réuni en un tableau qu'on trouvera ci-après tout ce qui est relatif aux individus internés dans les asiles d'aliénés durant la période 1893-1902 : n'y figurent que tous ceux dont l'internement a dû être prononcé d'urgence.

Nous y relevons, sur 23 internements, 19 fois comme réelle, l'alcoolisme, les idées de persécution et l'épilepsie.

Enfin, parmi la population saine en apparence, les persécutés résignés sont extraordinairement nombreux.

Tableau V. — Internements dans les asiles d'aliénés prononcés d'office de 1893-1902.

ANNÉES	SEXE				AGE				CAUSES
	Homme	Femme	Fille	Veuve	20 à 30	30 à 40	40 à 50	50 à 60	
1893	1	»	»	»	»	»	1	»	Alcool.
—	»	1	»	»	»	1	»	»	Idées de persécution.
1894	»	»	1	»	1	»	»	»	Hystérie.
1895	1	»	»	»	1	»	»	»	Alcool.
—	»	»	1	»	1	»	»	»	Epilepsie.
—	1	»	»	»	»	»	1	»	Alcool.
1896	»	»	»	1	»	»	»	1	Persécuté.
—	1	»	»	»	»	1	»	»	Alcool.
1897	»	1	»	»	»	1	»	»	Persécuté.
—	»	»	1	»	1	»	»	»	Hystérie.
—	1	»	»	»	»	»	1	»	Alcool.
1898	»	»	»	1	»	»	1	»	Inconduite.
—	1	»	»	»	»	1	»	»	Alcool.
1899	»	»	»	1	»	»	»	1	Persécuté.
—	»	»	1	»	1	»	»	»	Epilepsie.
1900	»	1	»	»	»	»	1	»	Alcool.
—	1	»	»	»	»	1	»	»	—
—	1	»	»	»	»	»	1	»	—
—	»	1	»	»	»	1	»	»	Suite de couches.
1901	1	»	»	»	»	»	1	»	Syphilis et alcool.
—	1	»	»	»	»	1	»	»	Persécuté.
1902	»	1	»	»	1	»	»	»	Suite de couches.
—	1	»	»	»	»	»	1	»	Alcool.
	11	5	4	3	6	7	8	2	
	23				23				

Je ne saurais quitter cette question de l'alcoolisme sans rappeler l'observation suivante :

Un ménage, le père, 38 ans, la mère, 34 ans, tous deux bien portants, sans antécédents héréditaires et personnels ont plusieurs enfants. J'insiste tout particulièrement sur l'absence complète de tout antécédent héréditaire quel qu'il soit : je connais personnellement tous les membres de cette famille et il n'y existe aucune tare. Ce sont tous de vrais et solides normands. Le père seul boit, est un alcoolique chronique, absorbant tous les jours de respectables quantités d'alcool et s'enivrant en moyenne une fois la semaine. Presque tous les enfants ont été conçus le père étant en état d'ivresse, car en temps ordinaire, le père a soin de « non semen in vos naturale immittere » (comme dirait Kraft Ebing). Or cette famille a actuellement eu six enfants.

Le premier enfant, une fille, fut prise à 6 mois d'épilepsie et est morte à 2 ans et demi.

Le deuxième enfant, un garçon, n'a pas présenté de crises, mais est mort subitement à 11 mois.

Le troisième enfant est un garçon, actuellement vivant, atteint depuis l'âge de six mois de crises d'épilepsie intenses et répétées. Tous les jours il a en moyenne de 4 à 6 crises. Son visage, de par les nombreuses cicatrices qui le couturent, n'a plus forme humaine.

Le quatrième enfant, une fille, est morte à 5 mois.

Le cinquième enfant, une fille, est prise de crises épileptiques à un an, est actuellement vivante et identique au n° 3.

Un sixième enfant, une fille, fut prise à 4 mois 1/2 comme les autres et est morte à 5 mois après 15 jours de crises subintrantes, presque continues.

IV. *Syphilis.* — Aux causes de dépréciation que je viens de signaler (tuberculose, surmenage et alcoolisme) vient encore s'en ajouter un quatrième, la syphilis. Les syphilitiques, parmi les habitants de Lillebonne, ne sont pas rares et le nombre d'enfants porteurs de stigmates d'héredo-syphilis est encore assez élevé.

On imagine alors aisément ce que peuvent être les rejetons de gens chez lesquels toutes ces causes d'affaiblissement existent, et ils sont nombreux.

MORTI-NATALITÉ

Ainsi cette mortalité infantile considérable, que je signalais plus haut, trouve une première explication dans les conditions vicieuses qui président à la procréation des enfants de la classe ouvrière et à leur développement au cours de la vie intra utérine.

Un certain nombre de ces enfants n'arrivent pas jusqu'au terme de la grossesse. J'ai recherché dans les statistiques le nombre des morts-nés ; le tableau suivant donne le résultat de ces recherches, encore ces chiffres ne s'appliquent-ils qu'à des fœtus arrivés aux 6e, 7e et 8e mois, et je n'ai aucune donnée sur la mortalité fœtale pendant la première moitié de la vie intra utérine.

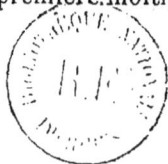

Tableau VI. — Morts-nés.

ANNÉES —	NOMBRE de NÉS VIVANTS —	NOMBRE de MORTS-NÉS —	TOTAL des CONCEPTIONS —
1890	250	14	264
1891	238	11	249
1892	222	19	241
1893	224	6	230
1894	233	12	245
1895	205	14	219
1896	229	13	242
1897	221	11	232
1898	188	9	197
1899	203	6	209
1900	176	18	194
1901	170	12	182
1902	194	9	203
1903	178	13	191

En ajoutant à ce chiffre des morts-nés (comprenant les enfants morts avant la déclaration de naissance) le chiffre des enfants morts dans les quatre premiers jours, on arrive, il me semble, à traduire par des chiffres l'influence des causes héréditaires développées ci-dessus. En effet la cause de mort d'un enfant dans les quatre premiers jours de l'existence ne me paraît guère imputable qu'à des causes intra utérines, pourrait-on dire, car je ne vois guère les influences extérieures capables de motiver ces décès.

Dans le tableau suivant n° VII se trouvent donc résumés tous les chiffres ayant trait aux causes de mort intra utérine, aux causes de morts héréditaires.

Le rapprochement de ces chiffres au chiffre total des conceptions (total des nés vivants et des morts-nés) exprime en chiffres l'influence des causes héréditaires de la grande mortalité infantile qui sévit sur la population ouvrière de Lillebonne.

D'une façon générale on peut dire que sur 100 conceptions, 7,13 produits sont frappés de mort de par la mauvaise qualité des générateurs ou de par les mauvaises conditions de la gestation.

Tableau VII. — Mortalité par cause intra utérine.

ANNÉES	NOMBRE des CONCEPTIONS	NOMBRE DE MORTS PAR CAUSE INTRA UTÉRINE			PROPORTION de ces morts pour 100 conceptions
		morts-nés	morts dans les quatre premiers jours	Total	
1890	264	14	4	18	6.80
1891	249	11	5	16	6.42
1892	241	19	4	23	9.56
1893	230	6	6	12	5.21
1894	245	12	3	15	6.12
1895	219	14	3	17	7.76
1896	242	13	3	16	6.61
1897	232	11	2	13	5.60
1898	197	9	2	11	5.58
1899	209	6	4	10	4.78
1900	194	18	4	22	11.39
1901	182	12	5	17	9.34
1902	203	9	4	13	6.40
1903	191	13	3	16	8.37

B. — *Procédés d'élevage des enfants.*

Lorsque les enfants de Lillebonne arrivent à voir le jour vivants, leurs vicissitudes n'en sont pas terminées pour cela. Aux causes de mort que je viens de passer en revue, s'en ajoutent désormais d'autres. Elles ne sont pas moins redoutables : je veux parler de la façon défectueuse dont nombre d'enfants sont nourris pendant les premiers mois de l'existence.

Avant d'aller plus loin, quelques chiffres me paraissent indiqués. Le tableau VIII ci-dessous qui donne le détail des décès de la première année par groupes d'âges, complète le tableau IV, qui ne donnait que le chiffre total des décès de la première année.

L'allaitement au sein à Lillebonne est une exception. Ce mode d'allaitement est en effet incompatible avec les exigences professionnelles de l'ouvrière, à l'usine pendant toute la journée.

Dans le monde des commerçants, presque tous d'anciens ouvriers, il en est de même.

Ce n'est que depuis quelques années que j'essaie de réagir dans ce dernier milieu contre ces habitudes qui me semblent mauvaises, et j'ai la satisfaction de réussir bien souvent à persuader à la mère d'allaiter son enfant. Chose curieuse, ce n'est pas auprès de la mère de l'enfant qu'on rencontre le plus généralement les objections, mais bien chez la grand'mère, et pourtant elle a elle-même donné à téter jadis. Elle vous dira très bien : « Monsieur, j'ai donné à téter, c'est vrai ». Elle ajoutera aussitôt : « Mais j'étais plus forte que ma fille, et ensuite je ne veux pas qu'elle passe par les fatigues par lesquelles j'ai passé dans le temps. » Conclusion : les meilleures choses, même l'amour maternel, poussées à l'excès, peuvent avoir un résultat déplorable.

Tableau VIII. — Détail des décès de la première année.

ANNÉES	AGE AU MOMENT DU DÉCÈS									TOTAL des DÉCÈS de 0-1 an
	0-4 jours	5-9 jours	10-14 jours	15-29 jours	1er mois	2me mois	3e, 4e, 5e mois	6e, 7e, 8e mois	9e, 10e, 11e mois	
1890	4	1	2	11	14	8	15		19	74
1891	5	5	2	6	11	8	15		15	67
1892	4	3	2	9	21	7	13		14	73
1893	6	3	5	15	7	5	13		27	81
1894	3	»	1	4	18	9	15		18	64
1895	3	5	3	7	10	15	11		14	68
1896	3	»	3	7	7	7	14		7	50
1897	2	5	2	2	10	6	23	12	9	71
1898	2	»	4	6	8	7	15	5	9	56
1899	4	1	»	14	5	9	20	11	8	72
1900	4	5	5	11	8	10	11	9	7	70
1901	5	1	1	4	13	12	21	5	3	65
1902	4	4	1	3	4	4	8	6	4	38
1903	3	1	3	5	7	7	8	8	6	48

Dans ces tentatives de généralisation de l'allaitement au sein, des essais dans le monde ouvrier ont pu être tentés grâce à l'obligeance de MM. Lemaistre frères, manufacturiers à Lillebonne, qui permettaient à celles de leurs ouvrières ayant leurs enfants à la crèche d'aller leur donner à téter plusieurs fois par jour. Nous n'avons pas eu à nous louer de cette tentative : l'accroissement de poids des enfants n'était pas régulier, beaucoup présentèrent des troubles digestifs, et vers le troisième mois nous dûmes supprimer pour toutes ces raisons l'allaitement au sein pour revenir à l'allaitement exclusivement artificiel. La lactation nous a paru en effet incompatible avec le travail industriel.

L'élevage des enfants à Lillebonne se fait donc presque exclusivement avec le biberon.

Le biberon presque universellement employé est le biberon à tube. Ce n'est que depuis quelques années que le biberon sans tube commence à se généraliser.

Je ne m'attarderai pas à énumérer les méfaits du biberon à tube; tout le monde les connaît aujourd'hui. Quelques mots seulement sur les causes qui en font maintenir l'usage dans ma circonscription.

En premier lieu se trouve la routine, et personne n'ignore combien il est difficile de rompre avec elle. Nombreux sont les gens qui, après avoir consciencieusement écouté tout ce que vous pourrez leur dire à ce sujet, vous répondront : « Mais, monsieur, j'ai été élevé comme cela et j'ai moi-même élevé comme cela tous mes enfants. » Si vous entamez la question mortalité, on vous interrompra bien vite par cette phrase en quelque sorte stéréotypée, que j'ai entendue des centaines de fois au cours de mes tournées de nourrissons : « Monsieur, j'ai été élevé avec ce biberon-là, et je n'en suis pas mort. » Les gens qui vous répondent cela sont de bonne foi et vous n'arriverez pas à leur faire comprendre et surtout à leur faire admettre que pour un enfant vivant élevé au biberon à tube, il y en a souvent deux qui sont morts par diarrhée.

A côté de la routine, j'ai bien souvent constaté le mauvais vouloir des nourrices et quelquefois des parents. Cette hostilité, ouverte quelquefois, était très nette il y a huit ans à mon arrivée à Lillebonne. Elle commence à diminuer actuellement, et les démonstrations théoriques que je pouvais faire ont dû être appuyées par les démonstrations pratiques effectuées par la Crèche de Lillebonne, et depuis quatre ans par la Goutte de Lait qui y a été adjointe. Beaucoup de gens, récalcitrants au début, ont fini par se rendre à l'évidence.

En rendant compte de la marche du service de protection de l'enfance, je pouvais dire, dans un de mes rapports annuels : « Par ses heureux résultats, par l'état de santé florissant de ses enfants, la Crèche de Lillebonne m'a puissamment aidé dans la lutte contre le biberon à tube, elle m'a servi à démontrer non seulement l'innocuité, mais encore la nécessité de certaines pratiques en contradiction formelle avec les habitudes ou les préjugés des habitants de mon canton touchant l'élevage des enfants. »

A côté de la routine et du mauvais vouloir des nourrices ou des parents, je dois rapporter une cause de maintien de l'usage du biberon à tube, qui pour être futile en apparence, n'en contribue pas moins puissamment à maintenir l'usage de cet ignoble instrument de mort.

Bien souvent, en effet, une nourrice ou une femme se laisse persuader par nos raisonnements et va chez son

épicier ou chez son pharmacien pour se procurer un biberon sans tube, nouveau modèle, comme disent les bonnes
femmes. Neuf fois sur dix, le marchand fait alors une
charge à fond de train contre le biberon nouveau modèle; pourquoi le fait-il ? C'est parce qu'il a en magasin
un stock considérable de biberons à tube et parce que
les causes d'usure des nombreuses pièces qui composent
ce biberon étant plus grandes, il aura chance de vendre
plus de produits.

Enfin dans la lutte que j'ai eue à soutenir contre le
biberon à tube, je n'ai pas toujours eu le concours ou
même la neutralité de certains de mes confrères. Je
n'insisterai pas davantage sur ce point particulièrement pénible.

Que donne-t-on à manger aux petits enfants? Il
semble de prime abord qu'en Normandie, plus que par-
tout ailleurs, ce soit du lait? Que le lecteur se détrompe.

La nourriture des enfants en nourrice varie éminem-
ment avec la situation sociale de la nourrice. Les nourrices peuvent, à ce point de vue, être rangées en deux
catégories : celles qui pour vivre ne possèdent que le
produit de l'élevage de leurs nourrissons et celles pour
lesquelles le produit de l'élevage des nourrissons ne
constitue qu'un supplément, soit qu'elles possèdent un
petit avoir, soit parce que le conjoint travaille manuel-
lement de son côté.

Ces dernières, malheureusement en petit nombre,
nourrissent leurs nourrissons avec du lait de bonne
qualité et en quantité suffisante; la mortalité de leurs
élèves ne dépasse pas la moyenne.

Chez les premières, au contraire, l'enfant boit, sous

le nom de lait, une eau plus ou moins propre teintée de lait. L'enfant, ne trouvant pas sa ration suffisante, se jette avec voracité sur son biberon ; la nourrice, pour avoir la paix, lui donne sans cesse de ce liquide et l'enfant finit par absorber des quantités invraisemblables de liquide.

Puis, dès l'âge de deux mois, quelquefois même plus précocement encore, pour rassasier cet enfant qui boit énormément, crie continuellement et ne se développe pas, la nourrice lui fait manger de la soupe, et quelle soupe. On se contente de rajouter une potée d'eau à la soupe familiale du matin et du soir et d'y incorporer quelques tranches de pain et quelques pommes de terre supplémentaires.

Et alors vous voyez ces enfants qui en venant au monde étaient superbes, dépassaient bien souvent la moyenne et comme poids et comme vigueur, maigrir petit à petit, leur peau se flétrit, devient flasque, leur teint devient terreux, leur figure se ratatine, et à six ou sept mois, quand ils résistent à cette hygiène, vous les voyez peser 6 à 7 livres tout au plus.

Leur aspect à ce moment est quelquefois épouvantable. Ils sont tout en ventre, un ventre énorme, un ventre de grenouille qui s'affaisse quand on couche l'enfant sur le dos, qui retombe quelquefois sur les cuisses quand on met l'enfant debout, qui se divise en trois lobes quand l'enfant contracte ses muscles grands droits de l'abdomen. J'ai vu de ces enfants, quand on nous les apportait à la Crèche, donner absolument l'impression d'une grenouille ou d'un crapaud.

Pourquoi ces enfants sont-ils élevés de cette façon ?

C'est qu'avec les 25 francs par mois (moyenne des salaires), la nourrice doit subvenir à son entretien personnel, celui de son mari quelquefois, payer son loyer, vivre et boire.

Les nourrices qui avouent candidement n'acheter que pour deux sous de lait par jour, pour élever quelquefois deux nourrissons, ne sont pas rares.

Quant on voit ces faits se répéter journellement, on ne sait ce qu'on doit blâmer le plus, ou de l'inconscience de ces nourrisses qui, sans scrupule, envoient à la mort tant de petites victimes, ou de l'insouciance des parents qui n'hésitent pas à confier leurs produits à de pareilles mégères.

Avant de terminer cette petite étude sur les causes de la mortalité infantile dans la petite ville industrielle de Lillebonne, il m'a paru intéressant de comparer les résultats statistiques trouvés avec ceux relatifs au département de la Seine-Inférieure, à la France entière, et à certains pays d'Europe réputés par leur fort accroissement de population.

L'examen et la comparaison de ces chiffres me permettront de tirer une conclusion locale de ce petit travail.

Tous les chiffres cités à ce sujet sont tirés des différents volumes de statistique annuelle du mouvement de la population, publiés chaque année par le Ministère du Commerce, et dont un certain nombre ont été gracieusement mis à ma disposition par M. Fontaine, directeur du Travail audit Ministère.

I. — *Natalité.*

Nous avons vu que la proportion moyenne des naissances vivantes pour la ville de Lillebonne pendant la
période 1890-1903 était de 32,26 naissances pour
1,000 habitants.

Pendant la même période, cette proportion était de
27,5 pour le département de la Seine-Inférieure, et de
22,2 pour la France entière.

Rapprochons ces chiffres de ceux analogues se rapportant à chacune des périodes décennales au cours du
XIX° siècle, de 1801-1890 :

	Seine-Inférieure.	France entière.
1801-1810.....	28.0	31.6
1811-1820.....	29.0	31.8
1821-1830.....	31.0	30.9
1831-1840.....	29.0	29.0
1841-1850.....	28.4	27.4
1851-1860.....	29.1	26.3
1861-1870.....	29.5	26.3
1871-1880.....	29.0	25.4
1881-1890.....	29.3	23.8

Nous voyons qu'actuellement la ville de Lillebonne a
une natalité moyenne supérieure à celle que présentait
la France entière au début du XIX° siècle, avant que la
natalité ait commencé à diminuer avec cette régularité
désespérante que l'on connaît.

De même, rapprochons les chiffres de Lillebonne de
ceux fournis par les principales nations d'Europe pour
la période 1891-1900 :

		Naissances 0/00
Royaume-Uni.	Angleterre et Pays de Galles.	29.9
	Ecosse	30.6
	Irlande	23.0
Danemark		30.2
Norvège		30.3
Suède		27.2
Autriche		37.1
Hongrie		40.6
Suisse		28.1
Empire allemand		36.1
Pays-Bas		32.5
Belgique		29.0
Portugal		30.6
Espagne		35.3
Italie		34.9

Nous voyons que la ville de Lillebonne avec ses 32,26 naissances pour 1,000 habitants fait fort bonne figure et peut soutenir la comparaison avec la majeure partie des nations.

II. — *Mortalité de la première année.*

Malheureusement les résultats de cette forte natalité pour la ville de Lillebonne se trouvent annulés par le nombre considérable des morts de la première année.

Tous les chiffres relatifs à cette mortalité se trouvent résumés dans le tableau suivant n° 9, qui complète les tableaux n°s 2 et 3 où les chiffres avaient été établis pour la mortalité de 0-2 ans. J'ai dû établir séparément ces calculs pour la première année afin de pou-

voir les comparer avec les résultats statistiques officiels
où la mortalité est envisagée séparément au cours de
la première année.

Tableau IX. — Mortalité de 0-1 an.

ANNÉES —	NOMBRE DES DÉCÈS de la 1re année —	Sur 1,000 décès généraux combien de décès de moins de 1 an —	Sur 1,000 naissances vivantes combien de décès de moins de 1 an —	Sur 1,000 habitants combien de décès de moins de 1 an —
1890	74	406.53	300	10.88
1891	67	307.33	281	10.31
1892	73	337.76	328	11.23
1893	81	376.74	361	12.46
1894	64	357.54	215	9.83
1895	68	340.00	331	10.46
1896	50	284.09	218	7.75
1897	71	417.64	323	11.00
1898	56	366.01	297	8.68
1899	72	331.07	356	11.16
1900	70	370.37	396	10.85
1901	65	357.14	382	10.10
1902	38	217.14	195	5.93
1903	48	307.74	269	7.49

MOYENNES ANNUELLES 1890-1903

| | 65.5 | 341.23 | 307 | 9.86 |

Nous y voyons que le nombre moyen des décès au
cours de la première année, pour la période 1890-1903,
est de 65,5 décès par an.

Sur 1,000 décès généraux, il se produit en moyenne
341,23 décès de 0-1 an.

Sur 1,000 naissances vivantes, il y a en moyenne 269 décès au cours de la première année.

Enfin, relativement au chiffre de la population, il meurt tous les ans près de 10 enfants de moins de 1 an pour 1,000 habitants.

Je n'ai pu comparer les chiffres indiqués ci-dessus aux chiffres analogues établis pour la France entière parce que même dans les volumes de statistique générale tous les coefficients ne sont pas établis et ne peuvent pas être établis (certaines données manquant) pour les années 1890-1903.

C'est ainsi que le détail des chiffres relatifs à l'année 1903 n'étant pas encore paru, je n'ai pu établir le coefficient pour la France entière que pour la période 1890-1902. Il est de 158 décès de 0-1 an pour 1,000 décès généraux. Le même coefficient calculé pour Lillebonne pour la même période 1890-1902 est de 343,82 décès.

Pour comparer ce même coefficient avec celui de la Seine-Inférieure, je n'ai pu l'établir à l'aide de documents officiels que pour les trois années 1890-1892. Il est de 246,03 décès de 0-1 an pour 1,000 décès généraux. Pour la même période 1890-1892, pour Lillebonne, ce coefficient est de 305,60.

La proportion des décès de 0-1 an rapportés au nombre de naissances vivantes pour la période 1890-1902 pour la France entière est de 147,43.

Pour Lillebonne, pour la même période, elle est de 311,76.

Cette même proportion, envisagée comparativement à celle de la Seine-Inférieure pour les années 1890-1892, est de 246,3.

Pour les mêmes années, pour la ville de Lillebonne, elle est de 303 décès de 0-1 an pour 1,000 naissances vivantes.

Tous ces chiffres se trouvent résumés dans le petit tableau suivant par lequel je terminerai ce travail. Pour en rendre les résultats plus saisissants, je n'ai gardé que les chiffres ronds en supprimant les fractions.

Nombre de décès de 0-1 an pour 1,000 décès généraux.

Période.	Ville de Lillebonne.	Départem^t de la Seine-Inf^{re}.	France entière.
1890-1902...	343	»	158
1890-1892...	305	246	»

Nombre de décès de 0-1 an pour 1,000 naissances vivantes.

1890-1902...	311	»	147
1890-1892...	303	246	»

Ainsi que l'on envisage le nombre des décès de la première année, à quelque point de vue que ce soit qu'on le compare, pour n'importe quelle période soit avec les chiffres de la Seine-Inférieure, soit avec ceux de la France entière, il ne ressort pas moins de ce travail que la mortalité des enfants du premier âge est effrayante à Lillebonne.

Il eut été absolument anormal que cette effrayante mortalité de la première enfance n'attirât pas l'attention et la sollicitude de quelques esprits généreux et ne contribuât pas à faire naître quelques-unes des institutions philanthropiques qui pullulent actuellement sur tous les coins du territoire français.

Ces créations étaient particulièrement indiquées à Lillebonne où cet attristant problème de la repopulation n'a besoin que d'être envisagé sous une de ses faces, celle qui consiste à empêcher la mort des enfants qui naissent à Lillebonne en nombre suffisant.

Grâce à l'initiative privée, se créa, en 1896, une Crèche et, en 1900, une Goutte de Lait, adjointe à la Crèche.

Je pense avoir démontré dans le corps de ce travail que la mortalité infantile considérable qui sévit à Lillebonne se rattache à deux grandes séries de causes :

1° Les tares héréditaires que les enfants apportent en naissant ;

2° La manière défectueuse dont ils sont élevés.

Les deux institutions de la Goutte de Lait et de la Crèche ont essayé de remédier à ces dernières causes de mort. Mais, j'ai bien peur qu'en présence des faibles résultats obtenus, il faille, pour améliorer la mortalité des enfants en bas âge, compter davantage sur les mesures prises ou à prendre pour remédier aux tares héréditaires que les enfants apportent en naissant.

Ce sera là le but d'un travail ultérieur.

Décembre 1904.

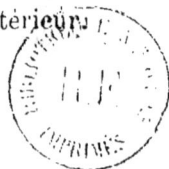

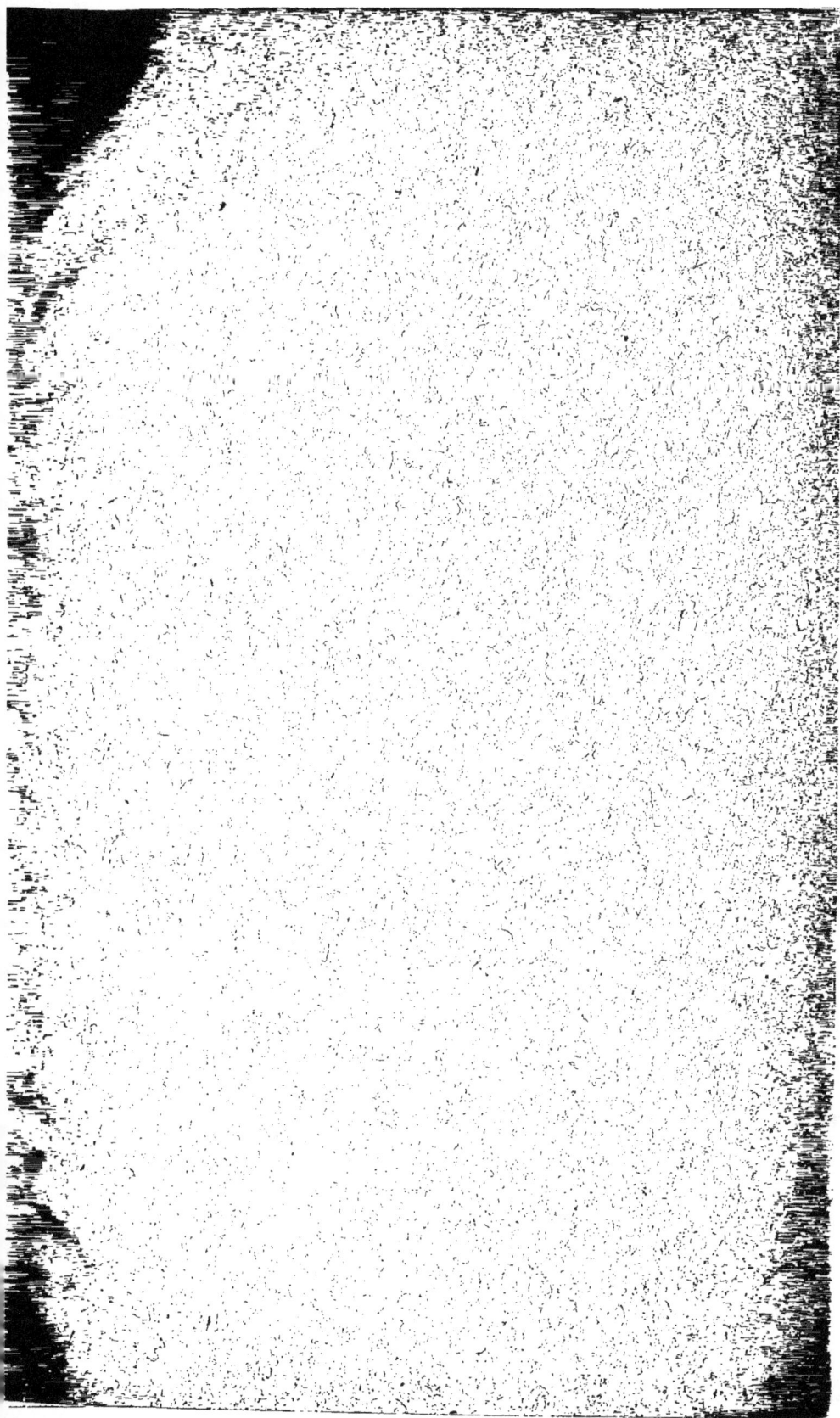

www.ingramcontent.com/pod-product-compliance
Lightning Source LLC
Chambersburg PA
CBHW070738210326
41520CB00016B/4489